ÉTUDE

SUR LA

PIGMENTATION CUTANÉE

PAR

Louis MAIRE,

Docteur en médecine de la Faculté de Paris.

PARIS

A. PARENT, IMPRIMEUR DE LA FACULTÉ DE MÉDECINE

29-31, RUE MONSIEUR-LE-PRINCE, 29-31

—

1877

ÉTUDE

SUR LA

PIGMENTATION CUTANÉE

PAR

Louis MAIRE,

Docteur en médecine de la Faculté de Paris.

PARIS

A. PARENT, IMPRIMEUR DE LA FACULTÉ DE MÉDECINE

29-31, RUE MONSIEUR-LE-PRINCE, 29-31

—

1877

A LA MÉMOIRE

DE MON PÈRE ET DE MA MÈRE

A MA FEMME

A MES PARENTS

A MES AMIS

ÉTUDE

SUR LA

PIGMENTATION CUTANÉE

INTRODUCTION.

Le but de ce travail est l'étude de la pigmentation cutanée pathologique. Ce sujet, qui touche à presque toutes les maladies et qui, sur beaucoup de points, divise les opinions les plus autorisées, exigerait, pour être traité, bien plus de compétence que ne peut en avoir un débutant. Il est toutefois permis à celui-ci de chercher dans la lecture et dans les leçonsde ses maîtres la satisfaction de curiosité toute naturelle qui s'attache à l'étude de ce phénomène si répandu dans la nature et si facile à constater.

C'est donc avec confiance que nous avons entrepris ce travail. Nous avons éliminé la pigmentation des organes internes; malgré cette restriction, notre sujet est encore très-étendu. Nos maîtres nous ont préparé le travail; nous avons fait à leurs recherches de longs emprunts; nous avons apprécié et coordonné des documents encore épars, et, en insistant sur une forme de pigmentation particulière à la phthisie, nous rapportons à l'appui quelques observations.

Nous demandons la plus grande bienveillance, à cause de notre inexpérience, et, si nous n'avons pas atteint notre but, nous espérons que nos juges voudront bien nous tenir compte de notre bonne volonté et de nos efforts.

DIVISION DU SUJET.

Le plan que nous suivrons dans le cours de ce travail sera le suivant :

1° Un court exposé anatomique et physiologique du pigment et de la pigmentation ;

2° Divers chapitres dans lesquels nous passerons en revue les causes diverses de la pigmentation dans les maladies.

PREMIÈRE PARTIE.

DÉFINITION DU PIGMENT,

On est convenu d'appeler pigment les matières
colorantes plus ou moins roussâtres ou brunâtres
qui imbibent les tissus de l'économie, surtout les
cheveux et l'épiderme, et celles qui sont répandues
dans les tissus sous forme de granulations pigmentaires (Pouchet, 1864).

La matière pigmentaire a été étudiée par Charles
Robin sous le nom de mélanine. C'est une substance organique demi-solide essentiellement caractérisée par sa couleur, pouvant varier du noir
au brun roussâtre. Elle se dépose peu à peu sous
forme de poudre noire dans l'eau où on a agité
une membrane choroïde, et on l'en sépare par le
lavage. Elle est sans goût, sans odeur. L'eau froide
ne la dissout pas ; mais, par une ébullition prolon-
gée, elle prend une couleur noire foncée, et par les
acides elle donne un précipité noir de mélanine

proprement dite, Son meilleur dissolvant est l'ammoniaque. Le chlore la pâlit et en dissout une partie. L'acide nitrique la change en une masse d'un rouge brun, amer et styptique. Elle se dissout à chaud dans la potasse pure, avec dégagement d'ammoniaque. L'acide chlorhydrique la précipite en flocons bruns qui se dissolvent facilement à froid dans la potasse.

Unie à d'autres principes azotés et minéraux, la mélanine constitue un élément anatomique particulier appartenant au groupe des produits et ayant la forme des granulations moléculaires, qui sont de même espèce que le pigment oculaire et cutané, mais qu'on nomme souvent granulations mélaniques, mélanotiques ou pigmentaires.

Vues au microscope avec un grossissement de 500 à 600 diamètres, les granulations pigmentaires, qu'on peut surtout observer dans la race nègre, sont très-régulièrement sphériques, un peu inégales de volume, tout à fait noires si elles ne sont pas au foyer de la lentille ; claires à leur centre, foncées à leur périphérie si elles s'y trouvent. Elles paraissent constituées par une substance spéciale, éminemment réfringente, ne possédant pas de coloration qui lui soit propre. Leur partie centrale est claire, parce qu'elle laisse passer des rayons lumineux ; leur partie périphérique brune ou noire, parce qu'elle les réfracte et les écarte.

Les granulations, se groupant autour du noyau,

forment plusieurs couches irrégulièrement superposées, et, dans un grand nombre de cellules, le
recouvrent d'une manière complète (Sappey).

Siége. — Cette matière du pigment qui donne à
la peau une coloration variable siége dans la ran-
gée profonde des cellules épithéliales de la couche
muqueuse de Malpighi, partie vivante de l'épiderme.
Les cellules superficielles de l'épiderme ne contenant pas de granulations, la coloration pigmentaire
est aperçue par transparence à travers cette couche. Pour ce qui est de l'épaisseur comparative de
la couche muqueuse et de la couche cornée, on
trouve qu'en certaines régions la première l'emporte constamment sur la seconde. C'est ce qui a
lieu sur toute la face, au cuir chevelu, au périnée,
au gland, au scrotum, aux mamelons, aux grandes
et aux petites lèvres, au dos et au cou.

L'épaisseur absolue de la couche de Malpighi, à
la base des papilles, varie entre 16 et 360 μ. quand
elle l'emporte sur celle de la couche cornée, elle
atteint en moyenne 90 μ; dans les parties où elle est
plus faible, 20 à 40 μ.

La couche cornée, dans beaucoup d'endroits, n'a
que 11 μ, tandis qu'ailleurs elle peut aller jusqu'à
2 millimètres et plus; là où son épaisseur dépasse
celle de la couche de Malpighi, elle comporte de
220 à 900 μ; dans les régions où son épaisseur lui
est inférieure, elle n'a que 20 μ. C'est à la face pal-

maire de la main et à la face plantaire du pied que l'épiderme atteint sa plus grande épaisseur (Krause).

Chez l'homme blanc, le pigment ne s'étale en couches que dans la choroïde (face interne), la face postérieure de l'iris et les procès ciliaires. Les granulations sont déposées dans des cellules d'espèce épithéliale dites pigmentaires. Elles sont généralement pressées les unes contre les autres : alors elles sont polyédriques, à angles nets, ou bien irrégulières et à angles mousses. Elles ont un noyau sphérique, incolore, clair, sans granulations, ordinairement sans nucléole à l'état normal; autour de lui sont disposées les granulations pigmentaires auxquelles les cellules doivent leur couleur; si elles sont nombreuses, le noyau peut être tout à fait marqué; si elles sont plus rares, éparses, ou par petits amas, le noyau peut être visible. Cellules larges de 12 à 20 μ; noyau large de 8 μ.

Chez les nègres et dans les parties très noires de la peau des autres races, les granulations pigmentaires sont éparses dans chacune des cellules de la couche de Malpighi. Au-dessus de cette dernière couche est la portion d'épiderme formée de cellules sans noyau ou à noyau sans granulations. Dans ces cellules, il n'y a plus de granulations pigmentaires, ni chez les blancs, ni dans la plus grande partie de la surface du corps des nègres. Je dis la plus grande partie, car à l'auréole de leurs mamelons, sur leur scrotum et autres parties très-foncées, les cellules sans noyau sont manifestement teintes uniformément en brun, ce qui s'aperçoit surtout sur celles qui sont vues de côté ou superposées les unes aux autres.

Chez le blanc et le nègre, le système pileux emprunte au pigment ses nuances diverses, depuis le blanc pur jusqu'au noir le plus foncé; l'ongle, comme l'épiderme, comme le poil, est pigmenté. C'est dans sa couche muqueuse correspondante à la couche de Malpighi, que ce pigment est formé. D'après Béclard, cette couche est noire chez le nègre, et cette coloration, qui résiste au croisement avec le blanc, donne au sang mêlé un cachet original. Kolliker a également constaté l'existence du pigment dans les jeunes cellules.

Couleur. — Le pigment peut présenter chez les mammifères plusieurs couleurs : le rouge, le jaune, le bleu et le noir. Le blanc est l'absence de pigment. Dans l'espèce humaine, les diverses races donnent la coloration blanche, rouge, jaune cuivré, brune plus ou moins foncée, enfin noire. La couleur noir-velours est excessivement rare; ordinairement ce sont différentes nuances de brun, qui produisent entre elles de fort beaux tons, ou de gris, qui ont alors toujours un affreux aspect cadavérique. Legros (1873) prétend que la peau du nègre est envahie par le pigment noir, celle du Mongol (race

jaune) par le pigment jaune, celle de l'Indien
(Peau Rouge) par le pigment rouge.

Chez les animaux les plus rapprochés de l'homme,
on trouve le bleu vif à la face du mandril et de
quelques callitriches, autour des organes génitaux
de plusieurs autres espèces de singes. Sur le mandril, la couleur rouge carmin se montre également
à la face, à la peau de l'organe génital mâle et au
pourtour de cet organe; il en est de même de la
face, de la paume des mains et des oreilles du petit
singe mico.

A propos de ces différentes colorations, il est
important de connaître si elles sont dues, soit à
l'accumulation plus abondante de pigment dans
chacune des cellules profondes, soit à la plus grande
quantité de cellules pigmentaires dans les couches
successives, soit enfin à la qualité elle-même du
pigment.

Plusieurs auteurs se sont occupés de ces ques-
tions, et il y a eu divergence d'opinions. Le plus
grand nombre considèrent ces différences comme
dues à l'abondance ou à l'absence de pigment.
Todd et Bowman insistent sur ce fait, que la couleur plus foncée de la peau dans certains points
paraît tenir à la quantité plus ou moins considérable de matière colorante. Mais Sappey combat
énergiquement ces opinions, et il nous dit, dans
son Traité d'anatomie descriptive (page 380) :
« Dans toutes les races, les cellules pigmentaires

sont constituées suivant le même type ; dans toutes, elles se composent des mêmes éléments ; dans toutes, les granulations colorées sont aussi nombreuses ; seulement, à mesure que se rapproche la noire vers la blanche, elles s'atrophient de plus en plus, au point de se réduire à l'état de simples molécules, et semblent alors disparaître. En s'atrophiant, elles se déforment, et en se déformant elles perdent leur réfringence, cause première de leur coloration. »

Ainsi donc, pour ce savant anatomiste, la différence consiste dans le volume et la réfringence des granulations de la cellule pigmentaire. Elles deviennent tellement petites dans les cellules de la race blanche qu'il faut une observation très-attentive pour les découvrir ; dans les races intermédiaires, il y a augmentation ou diminution de volume, suivant qu'on se rapproche de la race éthiopienne ou caucasique,

Formation. — Les phénomènes qui président à la formation du pigment ont été, de tout temps, de la part des physiologistes, l'objet de minutieuses et instructives recherches. Æsterlen, Remack et Handfield Jones avaient désigné dans la rate de plusieurs animaux, des corpuscules variés d'aspect, de forme et de couleur, mais ils n'avaient trouvé aucune explication de ce fait digne de remarque. En juin 1847, Kölliker aperçut dans la pulpe splénique, des cellules renfermant des globules du sang et des corpuscules de couleur et de forme variables. Il les considéra, comme provenant de métamorphoses des globules sanguins. D'après cet observateur, les globules du sang extravasés deviennent plus petits, plus foncés et en même temps ils se réunissent en masse arrondie; tantôt ces amas persistent dans l'état où ils se sont formés, tantôt par l'addition d'une petite quantité de plasma par l'apparition d'un noyau dans l'intérieur du groupe, et le développement d'une membrane d'enveloppe, ils se transforment en cellules arrondies contenant des globules sanguins. Or, ces cellules qui contiennent de 1 à 20 globules sanguins passent successivement du jaune doré au rouge brun et noir, et deviennent des granulations pigmentaires, aussi bien que les globules sanguins eux-mêmes, qui se rapetissent de plus en plus, changent de couleur, et puis enfin disparaissent par leurs transformations mêmes.

Ces transformations doivent-elles être considérées comme un phénomène physiologique ou pathologique? Kolliker se rattache à cette dernière opinion (1856). « Plus, dit-il, j'envisage le phénomène dans sa généralité, plus je suis porté à penser, que la série des transformations des globules du sang, dans le parenchyme splénique, n'appartient pas à l'état normal et que, si la rate n'est pas un organe dans lequel les globules du sang se détruisent normalement, ce phénomène ne peut s'accomplir que dans l'intérieur des vaisseaux. » Virchow prétend que les cellules observées dans la rate sont préexistantes et infiltrées d'hématine, et qu'il n'a jamais rencontré de cellules renfermant des globules sanguins; mais que les globules sanguins se réunissent quelquefois en petits groupes dont les bords sont transparents, ce qui en impose pour une membrane enveloppante. Il reconnaît toutefois que les globules de sang peuvent subir une dissolution dans la rate, mais il pense aussi qu'ils pourraient bien y prendre naissance. C'est également l'opinion de Tigri et de Henson.

D'autre part, en France, à la suite du remarquable travail de Th. Addison sur la maladie bronzée, travail qui tendait à établir une relation intime entre la lésion pigmentaire et la maladie des capsules surrénales, Brown-Séquard étudia expérimentalement la fonction de ces organes; il enleva à des animaux les capsules et par l'examen du sang reconnut que ce liquide renfermait une matière de pigmentation spéciale. Chez ces animaux, il a vu, en outre, la production de cristaux dans le sang, et la prompte disparition des globules, faits qui tendraient à prouver que les capsules surrénales jouent un rôle important comme organe modificateur de ce liquide.

Le sang des chiens, chats, cochons d'Inde, lapins, renferme normalement du pigment sous forme de granules ou de plaques, mais après l'ablation des capsules, cette matière paraît augmenter notablement. On observe alors des plaques de pigment, et quelquefois de véritables cellules pigmentaires. Le sang de l'homme contient aussi du pigment, Meckel, Virchow, Kölliker avaient déjà fait cette observation, lorsque Planer la confirma par l'examen du sang d'une centaine de sujets, chez lesquels il constata en effet la présence de cette matière. Il s'agirait de savoir si dans la maladie bronzée, le sang présente une augmentation notable de cette matière pigmentaire. Etude déjà faite, mais sans résultat définitif.

Brown-Sequard affirme avoir reconnu, que la quantité de pigment était augmentée chez un nombre considérable de lapins affectés d'une maladie à laquelle il a donné le nom de maladie pigmentaire, et dont les symptômes sont en tout analogues à ceux qui résultent de l'extirpation des capsules surrénales. Chez ces animaux atteints de la maladie pigmentaire il a trouvé, dit-il, presque sans exception, des lésions diverses et assez avancées des capsules. Dans tous ces cas (absence de capsules, maladie d'Addison, maladie pigmentaire), l'accumulation dans le sang d'une matière pigmentaire spéciale paraît provenir de ce que les capsules surrénales ne peuvent plus modifier une matière susceptible de se transformer en pigment. A l'appui de cette opinion, M. le professeur Vulpian a signalé dans les capsules surrénales, une matière spéciale qui se colore en rose carmin par l'iode, et prend une teinte glauque par les sels de fer. Bruch (1844), a obtenu des réactions analogues en agissant sur les cendres du pigment choroïdien.

Le pigment normal serait donc formé dans la rate et dans les capsules surrénales, aux dépens des globules rouges, et dériverait de la matière colorante du sang, de l'hématosine, quoique Blumenback, dans de savantes expériences répétées par Davy, ait conclu que le pigment étant à peu près exclusivement composé de carbone, pouvait être produit à ce titre par toutes les parties de l'économie.

DES CAUSES PHYSIOLOGIQUES QUI PEUVENT INFLUENCER LA PIGMENTATION.

« Il paraît, dit Buffon, que la couleur dépend beaucoup du climat, sans que cependant on puisse dire qu'elle en dépend entièrement. Dans une même race d'hommes, le plus ou moins noir dépend de la plus ou moins grande ardeur du climat. Il faut peut-être plusieurs siècles et une succession d'un grand nombre de générations, pour qu'une peau blanche prenne par nuances une couleur brune et devienne enfin tout à fait noire, mais il y a apparence qu'avec le temps un peuple blanc, trans-

porté du nord à l'équateur, pourrait devenir brun
et même tout à fait noir, surtout si ce même peuple
changeait de mœurs, et ne se servait pour nourri-
ture que des productions du pays chaud, dans lequel il aurait été transporté. »

Le baron Muller de Stuttgard écrivait que les
conditions climatériques déterminent la coloration
de la peau et que la peau du fœtus nègre ne contient pas plus de couche pigmentaire que la peau
de l'homme blanc. Plusieurs auteurs semblent ap-
puyer cette proposition. Meckel fait remarquer que
plus un animal est jeune, moins la coloration est
variée. Avant la naissance, les teintes sont plus
claires ; les fœtus du nègre est encore blanchâtre.
Béclard a même dit que les individus de race colorée naissaient à peu près de la même couleur que
les blancs, et que la couleur ne se manifeste que
quand l'enfant respire et surtout vers le troisième
jour de la naissance.

Mais M. Larcher, en 1826, constate que la peau
des nègres nouveau-nés, diffère de celle du blanc,
au scrotum déjà entièrement noir ; qu'un cercle de
même couleur entoure la base du cordon ombili-
cal, et que vers le troisième jour, la région frontale
commence à brunir, puis les genoux, à la partie
antérieure. Ainsi donc, l'enfant de race nègre qu'il
naisse à Paris ou dans l'équateur, est toujours nègre, car avant de naître, alors qu'il est en dehors
de toute influence climatérique, il porte en lui

l'ineffaçable empreinte de son origine. Sappey a constaté l'existence du pigment chez un fœtus de six mois, et d'après lui, chez tous les nouveau-nés, le pigment peut être facilement observé. Mais il se demande, si les rayons solaires en agissant sur le derme, auraient pour effet de faire naître de nouvelles granulations pigmentaires ; il pense plutôt, qu'ils déterminent seulement l'hypertrophie de celles qui existaient. En examinant comparativement la peau de la face chez un individu où elle avait pris, par l'action solaire, une teinte très-foncée, et chez un autre où elle était très-blanche, il fut surpris du développement remarquable que présentait la matière colorante chez le premier. Le milieu dans lequel un nègre nouveau-né est élevé, semble selon Carl Vogt (leçons sur l'homme 1865), avoir une certaine influence, non pas sur la pigmentation héréditaire, mais sur le temps que mettrait le pigment à se développer. Dans le Soudan, la métamorphose serait achevée dans une année. En Égypte, au contraire, elle mettrait trois ans à s'accomplir.

Quant aux appendices épidermiques, les mêmes causes viennent en influencer le développement et la couleur. Nul ne saurait mettre en doute l'influence que la température exerce sur le développement relatif des poils longs et roides, ou jarres, et des poils courts et soyeux, ou duvet des animaux ; c'est ainsi, par exemple que les chevaux arabes ont le poil court et brillant et que les che-

vaux de Norwége ont la toison longue et touffue.
Nous voyons la couleur des poils varier d'une
partie à l'autre du corps; chez presque tous les
mammifères, elle est plus intense à la face dorsale,
qu'à la face inférieure du corps, moins exposée à la
lumière. Mais elle diffère surtout d'une race à l'autre ; on peut rapporter la coloration des cheveux à
trois types principaux ; le blond, le noir, le rouge
feu. Le blond est spécial aux hommes du Nord, le
noir, aux méridionaux.

Le genre de vie semble influencer la répartition
des couleurs sur les poils des animaux. Elles sont
réparties symétriquement chez les animaux à l'état
sauvage et irrégulièrement chez les animaux domestiques. C'est dans les pays chauds que les couleurs
sont les plus vives; dans les pays froids, les poils
sont d'un brun roux en été, grisâtre et même blanc
en hiver (ours blanc, etc.).

Une des influences les plus considérables sur la
pigmentation est le système nerveux. Erasme Wilson avait signalé, en 1863, l'épuisement nerveux et
l'hypochondrie comme jouant un grand rôle dans
la production des pigmentations anormales, et cet
auteur signalait même, dans certains cas pathologiques, une coloration bleue. Beigel (1868), insiste
sur la coïncidence fréquente de pigmentation exagérée sur la peau avec certaines affections du système nerveux. M. le professeur Parrot, comme nous
le verrons dans la seconde partie, avait aussi men-

tionné ce fait en 1869. L'influence nerveuse était donc pathologiquement soupçonnée, sans que l'expérience ait pu la démontrer d'une manière évidente, mais nous allons voir qu'entre les mains d'un physiologiste distingué, l'expérimentation est venue confirmer les données, déjà si positives, qu'avant lui les pathologistes avait mises en lumière.

M. le D<r> Pouchet en 1876, par une série de recherches sur les animaux d'un ordre inférieur, acquit ce fait à la science, et nous ne saurions passer sous silence les conclusions de ce travail.

Les éléments chargés de pigment sont plus ou moins doués de mouvements sarcodiques; mais l'électricité, le système nerveux, l'état de malaise, l'approche de la mort..., influencent ces mouvements.

Les changements observés résultent de l'état d'expansion ou retrait des diverses sortes de chromoblastes, existant à la périphérie de l'animal.

Le changement de coloration des poissons et des crustacés, suivant le fond où on les met vivre, existe en réalité chez un grand nombre d'espèces animales ; chez certains, comme le caméléon (1), il dé-

---

(1) Le caméléon, d'après P. Gervais, doit ses changements de couleurs à la faculté que présente son pigment de pouvoir s'épanouir à la surface du derme, ou rentrer au contraire en totalité ou en partie dans l'intérieur de cette partie de la peau.

Des poches pigmentaires analogues, mais plus grosses et plus écartées, les unes que les autres, existent à la peau des céphalopades : elles sont appelées *chromatophores*, les poches jouissent aussi de la possibilité d'apparaître instantanément ou de se cacher dans le derme ; elles ont souvent de très-belles teintes.

pend d'influences complexes difficiles à analyser; chez d'autres espèces, au contraire (turbot, palémon...), on est absolument maître de le gouverner et par conséquent d'instituer des expériences décisives.

La section de la moelle ne suspend pas la fonction chromatique en arrière.

La section du nerf rachidien, du grand sympathique, du trijumeau, suspend la fonction où se distribue le nerf.

Coloration. — Ce qui a pu faire naître tant d'opinions différentes au sujet de l'influence du climat sur la pigmentation, est la confusion que l'on a souvent faite entre les teintes variées que l'épiderme emprunte aux divers agents physiques, et les teintes propres au pigment. Dans le Dictionnaire de médecine, à l'article Climat (1822), nous lisons l'article suivant complètement à l'appui de l'influence exercée par le climat sur la coloration de la peau : « Les Israélites, originaires d'Asie où ils sont bruns, sont très-blancs en Pologne ; ils brunissent peu à peu, ainsi qu'on l'observe, dans les régions plus méridionales. Ils sont, en Afrique, aussi noirs que les indigènes et l'on sait que cette nation ne mêle pas son sang à celui des autres peuples.» Ici, l'épiderme est seul en cause ; seul il reçoit les empreintes des rayons solaires, et les cellules du corps muqueux, colorées par le pigment, ne sont

nullement intéressées. Il n'y a rien de commun
entre cette couleur d'emprunt, acquise par l'épiderme proprement dit, et la couleur caractéristique
du pigment se transmettant d'âge en âge sous
les climats les plus différents. Épiderme et pigment
sont donc dans une complète indépendance, et
comme le dit M. Larcher (1867) : « Le marin, à
quelque nation qu'il appartienne, a toujours l'épiderme proprement dit plus ou moins noir, et d'une
manière générale, tous ceux qui ont passé quelque
temps sur les bords de la mer en reviennent avec
une peau plus ou moins basanée. » La dépouille épi-
dermique d'un reptile, abandonnée à elle-même et
retraçant la forme de l'animal, est toujours incolore,
transparente. Quant aux cellules pigmentaires déjà
recouvertes d'un épiderme nouveau, elles sont
d'une couleur plus vive et plus intense ; plus que
jamais alors le serpent noir est noir, le lézard vert
est vert. Le hâle, puisqu'il faut l'appeler par ce
nom, le hâle qui colore le blanc, décolore quelquefois le nègre.

SECONDE PARTIE.

Normalement le pigment se montre surtout pendant l'été ou d'une manière permanente dans certaines taches sous-cutanées de la face, désignées
sous le nom de taches de rousseur, et qui sont
principalement communes chez les personnes blondes. C'est aussi à son accumulation locale que
sont dues les taches mélaniques, appelées envies
ou mieux nœvi pigmentaires.

Pathologiquement, le pigment se développe sur
toute la surface du corps et, par ce fait, constitue
des altérations diversement connues sous le nom
de nigritie, mélanhémie, maladie d'Addison. Il se
développe en masses compactes dans le parenchyme
des organes, constituant ainsi soit seul, soit asso-
cié à des éléments d'une autre espèce, les tumeurs
connues sous le nom de mélanose. Il peut disparaître par taches (Vitiligo), ou de tout le corps
(Albinisme), autant de chapitres que nous traiterons
dans la seconde partie de ce travail.

PIGMENTATION GÉNÉRALISÉE.

Nigritie. — La nigritie étant un terme générique dans lequel M. Hardy a compris toutes les affections où se remarque une coloration noirâtre de la peau, locale ou générale, nous n'en parlerons que comme mémoire. On essaya de décrire des nigrities congénitales et de les faire considérer comme le ré-sultat d'une frayeur, d'un regard pendant la grossesse ; mais ces assertions n'ont de valeur, comme le fait bien comprendre le savant professeur, que pour affirmer les rapports de la femme blanche avec un homme de couleur ; on se trouve donc alors en présence d'un mulâtre, quarteron ou sang mêlé.

Mélanhémie, — On donnne le nom de mélanhémie à une altération de sang consécutive à l'impaludisme. Bien qu'on puisse retrouver dans l'antiquité, le germe de l'histoire de la mélanhémie ; bien que divers auteurs, tels : Lancisi, Stoll, eussent signalé la coloration que présentent la rate, le foie, le cerveau, chez certains malades atteints de fièvres ou d'accès pernicieux, il faut reconnaître que l'observation des faits relatifs à la pigmentation, appartient à l'époque contemporaine.

Dans le sang des mélanhémiques, on trouve des leucocythes chargés de granulations mélaniques, de couleur noire, plus rarement brune, d'un brun rougeâtre, et même rouge ; des granulations à l'état de liberté, et aussi des granulations paraissant enveloppées d'une substance transparente, soluble dans les alcalis et les acides (Meckel et Planer). Virchow et après lui Frerichs ont rencontré dans le sang de la veine porte des corpuscules pigmentaires, qui présentaient tous les caractères des cellules à noyau.

Parmi ces corpuscules, il en est qui pâlissent lorsqu'on fait intervenir les alcalis et les acides, d'autres résistent longtemps. Meckel (1847), en faisant intervenir le chlore, obtint des décolorations complètes. Mais par quoi est formé ce pigment en excès ?

M. Charcot, dans une note publiée en 1857, nous dit que les corpuscules colorés que renferme le sang des mélanhémiques, sont doués de tous les caractères anatomiques et chimiques, qui distinguent les diverses variétés de la matière pigmentaire, et appartiennent aux substances qui tirent leur origine de la métamorphose régressive que subissent les globules du sang, dans certaines circonstances pathologiques. L'étude anatomique ne permettant pas de reconnaître d'infiltration de foyers hémorrhagiques; c'est au centre même du système vasculaire, que ces métamorphoses doivent avoir lieu, et former ainsi des corpuscules de pigment qui passent dans le torrent circulatoire. C'est la rate, creusée de vastes sinus vasculaires, permettant la stagnation et favorisant ces métamorphoses, qui réunit les conditions les plus favorables à la destruction des globules, et c'est elle qui est le plus profondément altérée avant les autres organes, (foie, rein, cerveau), quoique Frerichs ait rapporté un cas exceptionnel dans lequel la rate ne présentait pas d'altération pigmentaire, tandis que le foie le présentait au plus haut degré. Joignons à ce témoignage, celui de M. Léon Collin qui présenta à la Société de médecine, une rate uniformément noire (Milza nera), qui laissait au contact du linge et du papier des taches bru nes, parsemées de fragments analogues à ceux du charbon, et qui ne sont que des agrégats de pigments très-foncés.

Il arrive donc que le pigment est entraîné dans les tissus et forme la lésion la plus remarquable de la mélanhémie, et que le maximum de ces dépôts pigmentaires s'effectue dans les tissus qui sont en contact le plus intime avec le sang et dans les parois vasculaires. Ils sont plus communs et plus abondants dans la trame des capillaires de petit calibre, notamment dans ceux du cerveau ; capillaires dans lesquels les granulations mélaniques sont soumises à des stases prolongées par l'obstacle qu'elles-mêmes apportent à la circulation. On les trouve dans la couche corticale du cerveau, rarement dans la substance blanche ; au microscope, on voit les capillaires remplis de granules et de particules noirs. Dans les reins, on les trouve dans les capil-

laires de la substance corticale et surtout dans les
glomérules de Malpighi. Dans le foie, il est logé
non pas à l'intérieur des cellules hépatiques, comme
le pigment biliaire, mais dans leur intervalle, au
milieu du stroma de la glande. Charrié de même
dans le tégument externe, le pigment n'envahit pas
les cellules du corps muqueux; il circule sous la
peau et dans la cavité même des vaisseaux capillaires (Vulpian), parfois incrusté dans les parois
même des capillaires, parfois épanché complètement en dehors des vaisseaux. Circulant sous la
peau, il lui donne une couleur uniforme particulière, qui rappelle celle de la cendre lorsque la mélanhémie est médiocre, et une coloration d'un
beau gris, ou d'un jaune brun, quand l'affection est
intense.

Maladie d'Addison. — Observée par Addison, mé-
pecin de Guy's-Hospital (1855). Cette maladie a été,
de la part des médecins français, l'objet d'études et
de publications de grande valeur; Trousseau discuta
le mémoire du médecin anglais. M. Lasègue en
fit une remarquable analyse (1850). Différentes
hèses furent soutenues en 1850 et 1860 ; deux, celles
de Laguille et de Goeau-Brissonnière à Paris, et
une, celle de Châtelain, à Strasbourg. Enfin en 1863,
un mémoire du docteur Duclos, une thèse remarquable de Martineau et un article du Dictionnaire

encyclopédique, (maladie bronzée), fixèrent exactement l'état de la science sur ce sujet.

La production du pigment dans cette affection coexiste habituellement avec une altération tuberculeuse ou caséeuse des capsules surrénales. Nous savons, du reste, que Brown-Séquard a expérimentalement produit une maladie pigmentaire chez des animaux auxquels il avait enlevé ces organes. D'autre part, Jaccoud, Jean Erichsen de Saint-Pétersbourg, et Martineau, pensent que la pigmentation cutanée pourrait bien n'être qu'un phénomène nerveux réflexe dû à une lésion des ganglions semi-lunaires du grand sympathique abdominal, et ils cherchent à faire jouer un grand rôle à l'altération nerveuse.

Quoi qu'il en soit, le dépôt pigmentaire est l'un des symptômes les plus constants dans cette maladie. C'est presque toujours dans le réseau de Malpighi que se trouve accumulée la matière colorante ; le derme, ainsi que la partie la plus superficielle de l'épiderme, n'en présentent ordinairement aucune trace. Toutefois, quand le phénomène est très-prononcé, la coloration peut atteindre le derme et l'épiderme jusque dans leurs couches les plus superficielles et les plus profondes, mais il n'existe guère que deux ou trois observations de ce genre dans la science C'est une coloration toute spéciale ; tantôt, d'un ton enfumé, elle présente des nuances qui varient du brun clair à la terre d'ombre ou au bistre, tantôt uniforme, tantôt par plaques. Elle peut être générale ou partielle. Partielle, elle siége dans les régions recouvertes d'une peau fine. C'est ainsi qu'on la rencontre à la face, à la partie antérieure du tronc et de l'abdomen, à la face interne des membres, sur le scrotum et le fourreau de la verge ; générale, elle est encore plus accusée sur ces différentes régions. Dans quelques cas, la peau est assez brune, pour qu'à l'aspect du malade, on puisse le prendre pour un mulàtre. A mesure que l'affection fait des progrès, la chevelure prend une teinte plus foncée et perd sa souplesse ; on constate alors du pigment en excès dans le système pileux. Greenhow a vu les cheveux blonds et soyeux d'une jeune femme devenir noirs et crépus en peu de temps. Martineau rapporte un fait analogue.

La coloration se retrouve sur les muqueuses et on les voit subir, dans la majorité des cas, l'infiltration pigmentaire. L'intérieur de la bouche est quelquefois marbré de taches noirâtres, analogues à celles qu'on rencontre dans certaines races de chiens, les lèvres, les gencives, la langue le sont également. Dans une autopsie où les papilles de la langue étaient le siége d'une pigmentation manifeste, Greenhow a démontré que ni l'épithelium qui les recouvre, ni le derme sous-jacent, n'avaient participé à l'infiltration. La muqueuse de la bouche et celle des intestins sont quelquefois parsemées de taches bleuâtres qui reconnaissent la même origine. Enfin

la muqueuse des organes génitaux, surface du gland,
les nymphes et le vagin, peuvent également acquérir une teinte foncée. Martineau fait remarquer
que le pigment se montre de préférence sur les
portions de peau, depouillées précédemment
de leur épiderme, au niveau des cicatrices de brû-
lures, au niveau des vésicatoires et on verra dans
les observations XII et XIII rapportées page 47 dans
ce travail, que nous avons constaté les mêmes phénomènes chez des tuberculeux à diverses périodes
de leur maladie. Citons encore, pour rendre le ta-
bleau plus complet, des accumulations de pigment
dans les principaux viscères, et dans les séreuses
qui les enveloppent, dans le péritoine, les ganglions
mésentériques, dans la rate, dans les poumons,
dans divers autres viscères, et jusque dans les capsules surrénales elles-mêmes. Recklinghausen a
trouvé des taches jusque dans la membrane externe
des veines.

Cancer mélanique. — Le pigment qui s'infiltre
dans les cellules cancéreuses est noir, dès le moment où il se montre, ce qui établit une distinc-
tion fondamentale entre le pigment noir mélanique, et le pigment qui succède aux épanchements
sanguins. Car, lorsque le sang s'épanche dans le
tissu cellulaire, la matière colorante se dépose sous
forme de pigment jaune rougeâtre, puis rouge, puis
noir, et l'on peut suivre toute la série de ces modi-

fications ainsi que Wirchow l'a bien démontré. Ce pigment peut être situé dans l'interstice des cellules : 1° sous la forme de granules fins 2 μ., 2° sous celle de petits globulins 4 à 5 μ., 3° plus rarement sous celles de vrais globulins mélaniques 11 μ. sans noyau, sans nucléole, remplis de pigment. Ordinairement celui-ci est contenu dans les cellules cancéreuses, sous forme de globulins qui peuvent exister en quantité plus ou moins notable et permettre de voir encore le noyau et le nucléole, ou bien qui remplissent tellement la cellule cancéreuse, qu'on n'y voit plus autre chose que son pigment. Lebert cite un fait bizarre où l'infiltration pigmentaire était bornée au noyau. Mais le plus fréquemment, les cellules cancéreuses pigmentées sont distendues; on les voit plus grandes d'un quart, d'un tiers et au de là, que les autres cellules cancéreuses de la même tumeur. Ainsi en a-t-on vues souvent atteindre $0^{mm},03$ et même $0^{mm},04$.

Les granulations mélaniques forment l'élément anatomique prédominant et fondamental des véritables tumeurs mélaniques. Ces granulations, douées de propriétés énergiques de nutrition, de développement et de reproduction, envahissent fréquemment les tissus avec rapidité, surtout lorsqu'elles se développent dans les parenchymes. Elles en détruisent la texture et même se substituent à leurs éléments, dont elles déterminent la résorption.

La généralisation du cancer peut se faire par l'intermédiaire de ces granulations (Lancereaux). Le cancer mélanique débute par les cellules pigmentaires de la couche profonde de la peau ou par celles de la choroïde, et peut se propager et se généraliser à tous les organes. Néanmoins, on peut rencontrer des sarcômes pigmentaires.

Fréquent chez les chevaux, le cancer mélanique, désigné vulgairement sous le nom d'*hémorrhoïdes des chevaux*, se montre le plus souvent autour des organes sexuels où il offre parfois un volume considérable. Gohier en a vu un pesant 18 kilos, d'une forme irrégulière, bosselée, bizarre, tantôt sphérique, tantôt semblable à des grappes de raisin. Ces saillies ont à travers la peau une teinte bistre.

Chez l'homme, le cancer mélanique débute souvent par l'œil, il altère quelquefois la peau dans une grande étendue, mais la pigmentation est limitée aux tumeurs entre lesquelles la peau est saine.

Le Dr Décès, professeur à l'Ecole de Médecine de Reims, a pu observer, en 1869, un malade qui présentait sur toute la superficie du corps un grand nombre de tumeurs mélaniques, presque confluentes, qui avaient le volume d'une pièce d'un franc, et qui avait succédé, en quelques mois, à l'ablation d'un cancer mélanique, développé au voisinage de l'œil.

DIAGNOSTIC DES PIGMENTATIONS GÉNÉRALISÉES.

La pigmentation de la mélanhémie a pour principal caractère d'être générale d'emblée, et de se foncer simultanément sur toutes les parties du corps. L'examen microscopique du sang sera d'un secours précieux; car il permettera de rencontrer des leucocytes mélaniques. Dans la maladie bronzée, la pigmentation est disposée sous forme de taches isolées, qui se réunissent pour former des plaques à contours plus ou moins nets et qui se détachent plus ou moins vivement sur les parties avoisinantes d'aspect normal; ou encore elle se répand en teintes à reflets noirs, sur un fond uniformément obscur. L'examen du sang sera très-concluant, en montrant l'absence de toute granulation pigmentaire. Dans le cancer mélanique, la coloration est généralisée et non générale; elle est plus foncée, coïncide toujours avec le développement de tumeurs et reste limitée à la tumeur, sans envahir les parties environnantes.

A côté de ce diagnostic différentiel, un grand nombre de faits curieux, de coloration anormale, trouvent ici leur place : la coloration de la peau par le nitrate d'argent, à la suite d'un long traitement thérapeutique, la coloration en brun noir de l'épiderme et des ongles chez les saturnins, à la suite de l'usage des bains sulfureux. Fourcaud de l'Espagnery cite le fait d'une coloration accidentelle de la peau des paupières chez une jeune dame qui avait pris un bain sulfureux, après avoir fait usage d'un collyre au sous-acétate de plomb. Béranger Féraud rapporte l'histoire d'un officier de marine qui conserva cette coloration anormale du visage pendant plus de deux ans (1).

On signale aussi une coloration foncée due au sulfure de carbone.

Dans toutes ces affections, on voit la coloration apparaître tout à coup, sans phénomènes généraux, sans troubles hystériques ou nerveux d'aucune sorte, de plus les antécédents du malade, ses travaux, mettront sur la voie du diagnostic, et nous devons tirer de cette étude la conclusion suivante : c'est

---

(1) Dans ce dernier cas, la pigmentation produite est due à un dépôt métallique, non dans les cellules du corps muqueux qui ne sont jamais colorées, mais dans les cellules fixes du tissu conjonctive. Dans ces derniers cas, comme le fait remarquer Renaut, la pigmentation est surtout abondante au niveau des bandes du tissu conjonctif, qui accompagnent les bouquets vasculaires des papilles, de telle sorte qu'on a pu croire que le sulfure de plomb était contenu dans les vaisseaux mêmes. Il est facile de reconnaître qu'il s'effectue simplement autour d'eux. En même temps, on trouve dans les mailles du derme, un certain nombre de cellules migratrices, chargées de grains noirs de sulfure plombique, et qui jouent probablement un rôle important dans le mécanisme de la pigmentation en transportant les grains colorés.

qu'en présence d'une pigmentation, on doit toujours demander au malade s'il emploie, journel-
lement, le plomb, le nitrate d'argent, le sulfure
de carbone.

La coloration de la peau par la bile, est assez caractéristique pour qu'on ne la confonde pas avec
une pigmentation ; du reste, cette matière colorante
subissant des modifications chimiques amène des
colorations variant du jaune intense au brun, en
passant par le vert. Souvent elle agit comme irritant,
et détermine de petites inflammations congestives,
ponctuées, donnant lieu à la production d'une
petite papille prurigineuse ; souvent aussi, se montrent des macules purpuriques, dues à l'action dis-
solvante des matériaux biliaires sur les globules du
sang.

La cachexie cancéreuse donne une coloration
jaune-paille ; on ne connaît pas bien la cause de
cette coloration spéciale ; pour nous, nous la consi-
dérons plutôt comme une décoloration de tous les
téguments, et elle nous paraît due à l'amincissement
et à la transparence de la peau, qui laisse voir au-
dessous la coloration du tissu adipeux.

Coloration de cicatrices. Plusieurs auteurs se sont occupé des différences de coloration des cicatrices suivant les races. N'ayant jamais été à même de recueillir des observations, nous nous bornerons à citer les auteurs qui se sont occupés de cette question.

Bichat et Cruveilhier croyaient que les cicatrices des nègres étaient complétement blanches; mais Beguin, chirurgien de marine, qui a étudié avec soin les cicatrices des nègres en tenant compte du genre et de la date de la blessure, ne partage pas cette opinion. Pour lui les cicatrices qui succèdent à de grandes déperditions de substances se colorent graduellement, et en général, finissent par acquérir après un temps variable une couleur plus ou moins foncée. Deschamps (1861) trouve ces conclusions trop absolues. Il prétend que chez les nègres les cicatrices sont naturellement noires et lorsqu'elles sont blanches, c'est quand elles ont ont été soumises à des violences extérieures prolongées. Chez l'homme blanc les cicatrices ordinairement blanches peuvent devenir, selon Celse, accidentellement coloriées. Fabrice d'Aquapendente décrit des cicatrices noires, noirâtres, citrines, vertes, rouges, mais dans ces cas il est à présumer qu'une certaine partie de substance colorante s'est insinuée dans la solution de continuité et reste enfermée dans le tissu cicatriciel. De Quatrefages cite certains faits d'après lesquels des cicatrices noires se développent chez des blancs, principalement dans certaines contrées, telles que l'Abyssinie et Madagascar.

Grossesse. Affections utérines. La grossesse est une cause presque constante de modification dans la pigmentation de la peau, et ce phénomène qu'on peut appeler normal est considéré par les accoucheurs comme étant d'une valeur réelle au point de vue du diagnostic. Cette modification pigmentaire consiste dans une accumulation plus grande de pigment dans certaines régions du corps toujours les mêmes. Ces lieux d'élection symptomatique sont : le front, l'aréole des mamelons, les nymphes et une ligne allant de l'ombilic au pubis.

Les taches du front sont vulgairement connues sous le nom de *masque* des femmes enceintes. La pigmentation reste habituellement limitée au front, elle dépasse rarement les tempes, mais quelquefois peut s'étendre aux joues. Dans tous les cas la coloration la plus intense a pour siége le front, et va diminuant vers les tempes. Le dépôt de pigment peut se faire par plaques continues, de grande étendue, d'une couleur uniforme; d'autres fois plusieurs taches se réunissent laissant entre elles des îlots incolores, et ces taches peuvent varier entre elles, dans l'intensité de leur coloration, du jaune pâle au jaune bistre. Mais c'est moins dans la coloration du pigment que dans sa distribution que nous devons trouver un caractère distinctif et diagnostique.

La pigmentation du front disparaît en général après l'expulsion du produit de la conception ou dans les deux mois qui suivent le retour des menstrues; mais il n'en est pas toujours ainsi comme nous le verrons plus loin. La pigmentation très-foncée de l'aréole du sein persiste indéfiniment; la ligne noire de l'abdomen très-foncée également a une durée indéterminée. Nous empruntons au travail de M. Jeannin une observation qui est destinée à faire comprendre l'évolution du masque de la grossesse.

Obs. I. — Marie Benoite M... âgée de 27 ans, couturière, est accouchée à l'Hotel-Dieu de Lyon, le 15 septembre 1868, de son cinquième enfant. La face est marquée d'une large tache irrégulière, bistre, qui couvre le front et la racine du nez ainsi qu'une partie de la joue droite. Il n'y a jamais eu de démangeaisons, et l'examen le plus minutieux ne peut constater la desquamation furfuracée la plus légère. Cette femme raconte que pendant ses premières grossesses, cette coloration s'est toujours montrée de la même façon, aux mêmes endroits et vers le troisième mois de la gestation, et elle a atteint son maximum au moment de l'accouchement. Malgré une santé passable, Marie M***, n'a pu nourrir aucun de ses enfants, faute d'un lait suffisant. Le retour s'est toujours fait vers la fin du deuxième mois, et toujours à partir de cette époque, la tache du front et de la face a décliné rapidement pour disparaître complètement quatre semaines plus tard, au moment où les règles revenaient pour la seconde fois.

Tel est en effet le fait que l'on rencontre le plus

souvent ; mais il n'en pas toujours de même, et on voit le masque persister jusqu'à une époque très-éloignée de la grossesse, durant plusieurs années.

A quelle cause devons-nous attribuer sa persistance ? En général elle est symptomatique d'une affection utérine consécutive à l'accouchement. M. Jeannin cite une série d'observations dans lesquelles il rattache, comme nous, la persistance du masque aux irrégularités menstruelles. En résumant ses observations nous voyons : une femme qui conserve son masque pendant les six mois qui suivent son accouchement, et pendant lesquels elle n'a pas de règles. Le masque disparaît ensuite. D'autres conservent le masque pendant tout le temps qu'elles allaitent et qu'elles ne voient pas leurs règles. Si le retour survient pendant l'allaitement le masque disparaît. Nous avons pu observer deux cas qui se rapprochent de ceux décrits par M. Jeannin.

Obs. II (personnelle). — Le 7 janvier 1877, est entrée à l'hôpital Temporaire, salle Saint-François, lit n° 5. Service de M. Rigal, une modiste âgée de 28 ans, qui nous dit avoir mené à terme deux grossesses ; le dernier accouchement date de 8 années. Elle a eu à sa première grossesse un masque frontal qui disparut complètement. A la seconde grossesse, un masque identique au premier apparut, mais ne disparut point, et à son entrée à l'hôpital, c'est-à-dire 8 ans après, il existe encore. Cette malade est entrée pour des accidents hystériques divers (boule, clous, ballonnement du ventre, gastralgie) et pour de l'anémie, résultat de pertes abondantes, car depuis sa dernière couche, la malade présentait une

menstruation irrégulière ; les règles avançaient toujours et consti-
tuaient chaque fois de véritables ménorrhagies. Par le toucher
vaginal, on trouve un utérus à peu près normal, mais douloureux.

Obs. III (personnelle). — Même service, est entrée le 3 décembre
1876, une nommée B***, âgée de 25 ans, accouchée le 20 novembre.
Elle a une pigmentation lenticulaire très-marquée sur tout le
front et descendant sur le nez et les joues. Cette malade vient se
faire soigner pour un phlegmon du ligament large (côté droit), sur-
venu à la suite d'une imprudence qu'elle commit en se levant le
5ᵉ jour après son accouchement.

Diverses affections utérines peuvent produire un
masque aussi prononcé que celui de la grossesse,
et nous avons rencontré plusieurs cas où le masque
s'était produit uniquement sous l'influence de troubles utérins, tels que : dysménorrhée, aménorrhée
chez des personnes qui n'avaient jamais conçu.
Dans ces conditions le masque est identique par
son siége, sa forme, sa coloration à celui de la
grossesse.

Obs. IV. — Pauline V***, âgée de 24 ans, entrée à l'hôpital de la
Croix-Rousse. Constitution passable, douleurs lombaires à peu près
continuelles. Les menstrues sont régulières, mais peu abondantes,
précédées d'un redoublement des douleurs lombaires, et accompagnées de lancées très-vives au niveau de l'utérus. A chaque menstruation, au début, la jeune fille rend une espèce de caillot d'apparence charnue, puis elle est un peu soulagée, et le flux cataménial commence pour s'arrêter bientôt. Cet état dure depuis
longtemps déjà, et s'aggrave de plus en plus, en dépit de tous les
traitements appropriés. Or, au mois d'août, je vis débuter et
bientôt s'étendre sur le front et le nez des taches bistres, irrégulières, constituant dans leur ensemble un masque en tout sem-

blable à celui des femmes enceintes, et depuis le masque n'a pas cessé ses progrès.

Obs. V. — Dans le même hôpital, au mois de septembre fut reçue une jeune fille âgée de 20 ans, accusant les mêmes accidents dysménorrhéiques ; elle affirma aussi la présence du caillot au début du flux cataménial, mais je n'eus pas occasion de l'observer. Quoi qu'il en soit, le front était maculé de deux taches jaunâtres constituant un masque très-apparent.

Obs. VI. — Une autre fille âgée de 19 ans, d'un tempérament lymphatique, d'une constitution, du reste, assez mauvaise, portait un masque très-apparent ; mais chez elle, il y avait amenorrhée plutôt que dysménorrhée.

Obs. VII (personnelle). — Est entrée le 29 novembre 1876, à l'hôpital temporaire, la nommée D***, couturière, âgée de 42 ans, pour une affection utérine datant de 3 années, et qui, en ce moment, a pour symptômes des hémorrhagies alternant avec des pertes blanches. Elle porte sur le front et la tempe droite des plaques brunâtres de lentigo, et la malade fort intelligente, affirme que ces taches ont apparu depuis son affection utérine. Elle a eu des enfants, mais jamais dit-elle pendant ses grossesses, elle n'a eu de masque.

Obs. VIII (personnelle). — Même hôpital, est entrée le 9 janvier 1877, la nommée G***, domestique, âgée de 36 ans, jouissant jusqu'à ce jour d'une excellente santé, mais qui par intervalles, présente des phénomènes d'aliénation mentale ; elle rit, chante toute la nuit, se croit poursuivie et persécutée par son mari. Elle est à l'hôpital pour une pelvi-péritonite, l'utérus est volumineux et peu mobile, le col est plus gros qu'à l'état normal chez une femme qui n'a jamais été mère ; tout faire croire à l'existence de corps fibreux utérins. Cette femme présente sur les joues et les parties latérales du nez des taches lenticulaires brun roussâtre, ne faisant aucune saillie ne provoquant aucune démangeaison et ne donnant lieu à aucune desquamation furfuracée. Ces taches ayant résisté au grattage et à des lavages répétés, je peux les croire pigmentaires.

Obs. IX (personnelle). Est entrée le 8 novembre 1876, même service. M***, domestique, âgée de 51 ans, femme d'une bonne santé antérieure atteinte d'un kyste ovarique dont le début remonte à 8 mois. Elle présente sur le front de vastes plaques pigmentaires ; c'est un masque. Cette malade a sa ménopause depuis 6 années. Il y a huit mois qu'elle vit apparaître la tumeur, et il y a 8 mois qu'elle vit en même temps paraitre son masque.

Nous citerons à l'appui deux observations empruntées à M. le professeur Parrot. Quoique nous les détournions de leur destination qui était de prouver l'influence du système nerveux sur le masque ; mais nous n'y trouvons signalés uniquement que des troubles menstruels.

Obs. X. — En 1863, j'ai vu à la consultation de l'hôpital Necker une femme parfaitement réglée, n'ayant jamais conçu, qui portait sur la face un masque semblable à celui des femmes enceintes, lequel s'était montré deux ans auparavant, à la suite d'une atteinte de choléra. Il s'accentue pendant l'été, et à chaque époque menstruelle. Parfaitement symétrique, il occupe le front dans presque toute son étendue, le dos du nez, les pommettes, la lèvre supérieure et le menton. Les taches parfois prurigineuses, sont plus foncées au centre qu'à la périphérie. A leur niveau, la peau présente une certaine rudesse, mais il est impossible d'y constater la moindre éruption et la plus faible apparence de desquamation.

Obs. XI. — Le 7 août 1865, j'ai examiné une femme âgée de 25 ans, bien réglée, et n'ayant jamais été enceinte. Elle porte sur la partie supérieure de la face un masque dont les bords présentent des sortes de découpures très-irrégulières. Cette coloration anormale s'est manifestée, il y a un an, pendant un séjour que la malade à fait à l'hôpital Saint-Antoine, pour une tumeur de la fosse iliaque droite. Quelque temps avant les règles et pendant leur durée, la tache devient plus large et plus foncée.

Ces huit observations sont assez concluantes pour que nous croyons inutile d'insister plus long-temps sur l'influence des affections utérines, et des troubles de la menstruation.

Tuberculose. — Nous avons constaté fréquemment chez les phthisiques une prédisposition à la pigmentation et cette altération quoique déjà signalée nous a paru digne d'une description. Elle se produit dans deux conditions : spontanément, ou sous l'influence d'excitation de la peau.

1° Spontanément, cette pigmentation affecte toujours la même marche et le même siége, ce qui lui donne un aspect aussi caractéristique que le masque de la grossesse. Cette pigmentation spontanée a pour lieu d'élection la face, elle forme à l'union des paupières inférieures et des joues une ligne ombrée qui se rejoint en dedans sur le dos du nez en suivant le bord inférieur des os propres du nez et qui remonte en dehors sur les tempes en suivant les arcades zygomatiques. La matière colorante s'étale en assez grande quantité sur les joues. L'ensemble de la pigmentation forme un croissant à concavité supérieure dont les cornes remontent sur les parties latérales du front; il est rare que le pigment se dépose sur le front. Nous ne parlons que de l'altération observée chez l'homme car chez la femme, les conditions de gestation antérieure peuvent modifier le siége de cette pigmentation.

Le pigment se dépose par îlots de couleur jaunâtre qui deviennent confluents entre eux, mais qui laissent toujours entre leurs points de contact des espaces de peau saine. Quelquefois réduite à une ligne ombrée de très-petite épaisseur, la zone pigmentaire peut aussi dans d'autres cas s'étaler sur toute la face, et même envahissant tout le tronc peut simuler une maladie bronzée (voir obs. XI bis). A l'œil nu on ne constate point d'altération de la peau ; celle-ci reste lisse, sans saillie anormale au niveau des amas pigmentaires; elle n'est point furfuracée, et on ne trouve pointdans les pellicules qui sont obtenues par le grattage de champignons d'aucune sorte.

2° A la suite de diverses excitations de la peau le pigment se dépose avec une grande abondance sur les points irrités. Ainsi la peau devient noire au point où on a cherché à faire une révulsion cutanée avec un vésicatoire, ou avec des frictions d'huile de croton. Un de nos malades présente au plus haut degré cette pigmentation sur tous les boutons qui ont résulté de cette médication, et, chose digne de remarque, il ne présentait encore sur les joues aucune trace du croissant caractéristique (voir obs. XII). Nous avons de même pu observer sur d'anciennes cicatrices un dépôt pigmentaire en amas ; fait qui doit être rapproché d'observations semblables publiées par M. Martineau sur la maladie d'Addison (Voir obs. XIII).

La pigmentation s'observe en général chez des

phthisiques avancés qui ont signe d'altérations générales à plusieurs organes. Elle coexiste fréquemment avec diverses affections parasitaires animales ou végétales qui s'abattent sur cet organisme affaibli. Telles sont l'ichthyose et les taches de pityriasis versicolor (Voir obs. XIII).

S'il nous était permis de présenter une théorie pour expliquer le dépôt exagéré du pigment cutané dans la tuberculose, nous dirions que dans cette affection, par suite de l'obstacle à l'hématose, le sang contient un excès d'acide carbonique; que les fonctions respiratoires de la peau sont exagérées pour jouer un rôle supplémentaire ; et que le dépôt de carbone dans les tissus sous-cutanés n'est qu'une preuve des modifications chimiques qui s'accomplissent par son intermédiaire. La pigmentation noire normale du poumon n'est pas due à autre chose, c'est le résultat d'une combustion incomplète du carbone.

Obs. XI *bis* (personnelle). — Est entré le 20 janvier 1877 le nommé H..., maçon, agé de 56 ans, atteint d'une tuberculose pulmonaire datant de 14 mois environ et qui en ce moment a la période de ramollissement avec vastes cavites au sommet droit. Ce malade a vu depuis 3 mois sa peau prendre une coloration foncée, et maintenant tout le corps est envahi par une pigmentation d'un brun roussâtre qui simule parfaitement la maladie bronzée. Cà et là, notamment sur la clavicule, au pourtour de l'ombilic au pubis, sur le scrotum et à la partie interne de la cuisse droite, il présente des îlots variables d'étendue de peau restée saine, et qui pourraient faire croire à du vitiligo.

Obs. XII (personnelle). Est entré le 10 janvier] 1877, un nommé D***, âgée de 24 ans, atteint d'une tuberculose datant de 5 mois environ, qui ne présente aucune trace de pigmentation, ni sur la face, ni sur le front, mais qui à la suite de l'application d'un vésicatoire au côté gauche, et d'huile de croton sur la partie antérieure du thorax, conserve des cicatrices complètement noires.

Obs. XIII (personnelle). — Hôpital Temporaire, salle Sainte-Anne, lit n° 4, est entré le 11 décembre 1876, le nommé M***, lithographe, âgé de 36 ans. Ce malade est atteint de tuberculose dont le début remonte à deux années environ ; lésion fort avancée plus à droite qu'à gauche ; amaigrissement notable, les muscles ont perdu leur force et leur tonicité. A l'âge de 2 ans, ce malade a eu le bras et l'avant-bras brûlés par de l'eau de lessive bouillante ; la plaie se guérit, et une cicatrice avec brides, en fut le résultat. Cependant les brides ne furent pas assez rigides pour entraver les mouvements de flexion de l'avant-bras sur le bras. Cette cicatrice n'avait pendant toute la vie présenté aucun phénomène particulier ; lorsque tout à coup il y a 4 mois environ, le malade aperçut sur cette cicatrice des taches d'un brun noirâtre, taches au nombre de 100 à 120 environ, de la grosseur d'une lentille, sans élevure ni démangeaison, inégalement disséminées sur la cicatrice. Egalement sur les joues, on remarque des pointillés jaunâtres, également dans la fosse sus-épineuse gauche, on voit une plaque de pityriasis versicolor, avec légère desquamation ; deux phénomènes qui, selon toute probabilité, ont apparu en même temps que les taches de la cicatrice.

Obs. XIV (personnelle). — Même hôpital, le 27 décembre 1876, entre un nommé R..., marchand de vins, âgé de 17 ans. Pneumonie caséeuse datant de 6 mois environ ; perte de forces ; Amaigrissement du malade. Taches lenticulaires naissantes sur le nez et les joues. Rien sur le front.

Obs. XV (personnelle)· — Entré le 29 mai, un nommé S..., tailleur, âgé de 35 ans, à la troisième période d'une phymie datant de 18 mois environ, très-amaigri, perdu toutes ses forces. Plaques séparées par des parties de peau restées saines sur le front, les ailes du nez et les joues.

Obs. XVI (personnelle). — Entré le 24 décembre, un nommé P... maçon âgé de 38 ans, dans la deuxième période d'une phymie datant de 9 mois environ, mêmes phénomènes généraux. Masque sur les joues et parties latérales du nez avec des ilots d'un blanc transparent.

Obs. XVII (personnelle). — Eutré le 19 décembre un maçon âgé de 52 ans, dans un état d'amaigrissement très-prononcé, abolition des forces, troisième période de la maladie datant de deux années environ. Sur le front et la face tout entière, on remarque des taches pigmentaires jaune brunâtre, réunies par plaques et laissant entre elles des parties saines d'un blanc transparent.

Obs. XVIII (personnelle). — Entré le 20 novembre 1876, le nommé T***, journalier, âgé de 19 ans : il a maigri, perdu ses forces, tousse depuis 18 mois. Phymie confirmée, il présente sur les joues des plaques de la largeur d'une pièce de 5 francs, une de chaque côté, et un vrai masque sur le front et ailes du nez.

Obs. XIX. — Entrée à le 9 janvier 1877, la nommée R..., couturière, âgée de 28 ans. Phymie datant de 20 mois environ, taches lenticulaires très-nombreuses sur le front et ailes du nez. Ces taches, au dire de la malade, datent de plusieurs années, 10 ans environ ; elles étaient plus nombreuses pendant l'été pour diminuer de nombre et d'intensité de coloration à l'approche de l'hiver. Mais en ce moment, nous sommes en hiver, et malgré cela, les taches au lieu de disparaître, sont devenues et deviennent de plus en plus marquées.

Nous avons cru inutile de multiplier les exemples d'un fait aussi commun. Il suffit d'entrer dans un hôpital, après avoir été prévenu de la chose, pour l'observer un grand nombre de fois. Les observations que nous avons citées sont destinées simplement à servir de preuves à l'appui de notre description, et à montrer que cette pigmentation peut avoir une forme spéciale.

Misère, privations.—M. Gillette, en 1869, dans sa thèse inaugurale, cherche à prouver qu'une sorte de mélanodermie peut se produire sur des individus épuisés par la misère et les privations. Il apporte huit observations à l'appui de ses assertions. La pigmentation serait d'après lui généralisée, d'une couleur plus ou moins foncée, elle ménagerait le visage ayant son maximum aux points déjà normalement pigmentés. Il pense qu'elle est le signe d'une dénutrition ou d'une nutrition très-incomplète de tous les organes, et en effet le plus grand nombre de ses sujets ont succombé. Martin Magron, Bazin, Gubler, Béhier considèrent cette coloration pigmentaire comme un épiphénomène d'une cachexie, Martin Magron de la tuberculose, Bazin de la scrofule. Mais M. Pouchet cherchant à réfuter ces opinions relatives à la misère et aux privations s'exprime ainsi : « Ce sont des notions étiologiques bien vagues, il faut s'en défier ; il y a plus il faut même se garer là d'une confusion possible. La maladie d'Addison dans les lits d'hôpitaux se dessine nettement et n'occupe que le tronc ; mais au dehors l'indigent qui en est atteint, les pieds poudreux, les mains et le visage halés revêt ainsi par tout le corps une couleur foncée dont on a voulu faire la livrée de la misère. Et ceci n'a pas lieu chez nous seulement ; on peut voir dans la collection ethnographique du Louvre un dessin chinois où un mendiant maigre, étique, au teint brun et foncé, implore la pitié de gens riches, gros, frais et rosés. Toutes les figurines venues de l'extrême Orient, où l'excès de civilisation a naturellement amené une misère excessive représentent cette différence, qui est la traduction rigoureuse de la loi formulée par Heusinger, en vertu de laquelle l'abondance du pigment au-dessus du derme, et l'abondance du tissu adipeux au-dessous de lui sont en raison inverse. »

Pour nous, nous pensons que ces arguments sont bien plutôt ceux d'un rhétoricien que d'un médecin, qu'ils sortent des méthodes scientifiques de la médecine, et nous avons de notre côté observé une vieille scrofuleuse misérable qui présentait une coloration analogue à celle décrite par M. Gillette, quoique toute la face ait participé à la coloration.

Obs. XX (personnelle). — A l'hôpital Temporaire, est entrée le 20 novembre 1876. une nommée T***, âgée de 59 ans, dans un état cachectique très-avancé : scrofuleuse, portant sur le sternum une carie très-étendue. Hygiène médiocre, alimentation de qualité douteuse. On est frappé de sa couleur jaune foncée, ce sont des plaques étendues sur toute la fcace, desendant sur le cou et la partie antérieure du thorax, pas d'élévation, pas de desquamation furfuracée, pas de démangeaison. Cette femme succomba le 15 janvier dernier, à la suite d'une attaque urémique déterminée par une néphrite interstitielle.

Système nerveux. — L'influence du système nerveux sur la production du pigment est aujourd'hui démontrée d'une manière péremptoire par les preuves pathologiques qu'a réunies un de nos maîtres éminents. Mais cette pigmentation est variable comme le système nerveux et ne se prête point à une description typique comme les précédentes variétés que nous venons de passer en revue. Erasme Wilson, Beigel avaient signalé la coïncidence de pigmentation anormale avec des affections du système nerveux. En 1869, M. le professeur Parrot rapporta des observations par lui recueillies, où il s'agit de femmes en dehors de toute condition puerpérale chez lesquelles il y avait un masque ou taches apparentes. Ces taches devenaient plus foncées et couvraient une surface plus large à chaque époque menstruelle. Chez toutes il y avait des phénomènes nerveux concomitants, soit hystériques, soit attaques violentes de gastro-entéralgie. Il cita également ment à l'appui de ses observations deux autres cas signalés par Rayer (1835) et par Rostan (1817). Dans le premier cas il s'agissait d'une femme âgée de 30 ans, d'un caractère très-emporté, et sujette à des attaques de nerfs, causées par la colère. Ayant sevré son enfant, après l'avoir allaité pendant une année elle prit diverses boissons pour faire passer son lait. Depuis cette époque, elle éprouva fréquemment de la gastralgie, perdit ses forces, et sa peau se colora en noir sur toute sa surface. Dans le deuxième cas, c'est une femme de 70 ans de bonne santé qui, apprenant que sa fille s'est jetée par la fenêtre avec ses deux enfants, en fut si vivement impressionnée que le lendemain sa peau était noire, et bien que la couleur ne fût pas d'une égale intensité sur tous les points, elle ressemblait à une négresse. Ayant succombé, on trouva sous l'épiderme une couche linéaire noire qui paraissait avoir son siége dans une des lames du tissu muqueux.

De ces faits, il ressort, comme essaie de le mettre en relief M. Parrot, une relation incontestable entre la souffrance nerveuse et la coloration brune du visage; et on ne peut douter que, chez quelques femmes, la pigmentation de la face ne soit sous la dépendance d'accidents nerveux, et surtout de névralgies parmi lesquelles celles de l'utérus et du tube digestif semblent tenir le premier rang.

Une autre forme de production de pigment est la *chromhidrose*. Ce ne fut qu'en 1863 que Leroy de Méricourt donna à cette affection une impulsion considérable. Le fait est bien certain : des malades voient apparaître sans cause appréciable ou sous l'influence d'une perturbation menstruelle, d'une émotion vive, des taches noires ou bleuâtres d'abord peu foncées, d'étendue variable, qui envahissent bientôt la surface tout entière des paupières inférieures, lesquelles se tuméfient et deviennent douloureuses. Parfois la coloration y reste limitée; mais, chez certains, elle franchit ces étroites

limites pour couvrir les joues, le front, le pourtour
des orifices, la face entière, et descendre même sur
le cou, le thorax et l'abdomen. L'exsudat, en ces
divers points, est moins abondant que sur les paupières, et, lorsque, sur son déclin, il tend à se cir-
conscrire, il abandonne les régions du corps dans
l'ordre où il les a envahies.

Cette matière colorante, considérée isolément, et
abstraction faite de ses rapports avec la peau, présente des particularités dignes d'intérêt. On en doit
la connaissance à MM. Robin et Ordonez. Elle diffère essentiellement par sa constitution chimique
des poussières noires très-foncées, minérales ou
végétales, telles que charbon, noir de fumée, dont
la peau peut être accidentellement recouverte. Dans
le charbon de bois, qui présente le plus d'analogie,
la différence existe par ce fait, que, dans les par-
celles charbonneuses, il y en a toujours un nombre
plus ou moins considérable sur lesquelles on voit,
soit des lignes symétriquement disposées, mar-
quant des successions de cellules végétales carbo-
nisées, soit de petites ouvertures placées dans des
directions déterminées, vestiges du trajet de quelques vaisseaux végétaux. Le noir de fumée, lui,
est granuleux et ne renferme jamais, comme dans
la matière noire de la chrombidrose, des fragments
en forme de table, ayant l'apparence lamelleuse,
ressemblant à des fragments brisés d'une couche
très-mince de vernis desséché, ou bien à de petits

bâtonnets. Comme le fait à juste titre remarquer M. Parrot, la cause de cette production anormale ne doit pas être cherchée ailleurs que dans les phénomènes nerveux qui l'accompagnent toujours ; et, en admettant que c'est une sueur colorée, nous classerons ce trouble sécrétoire parmi les névroses. et nous dirons que les personnes, femmes pour la plupart, qui en sont atteintes sont des névropathes, au même titre que les hystériques.

Nævus. Lentigo. — A côté de ces colorations partielles dans lesquelles la sécrétion pigmentaire est exagérée, nous mentionnerons les nævi pigmentaires, affection fort commune qui comprend toutes les taches d'une couleur variable, tantôt brunâtres ou café au lait, tantôt tout à fait noires. Ils sont plus ou moins réguliers de forme et de contour ; en petit nombre, légèrement proéminents, ils font ressortir chez les jolies femmes l'éclat de leur teint ; sont-ils, au contraire, fort nombreux, fort étendus et couverts de longs poils raides, ils constituent un cas de difformité très-désagréable. Alibert cite l'histoire d'un seigneur italien qui, épousant une femme pour sa jolie figure, fut désagréablement surpris, le soir de son mariage, en la voyant couverte de taches noires et velues tellement grandes qu'elles la faisaient ressembler à un chien barbet.

C'est en été que le visage, les mains, le cou des

individus blonds à peau blanche et fine se couvrent
de petites taches lenticulaires, jaunâtres, arrondies,
tantôt isolées, tantôt réunies ; elles ne sont ni prurigineuses ni accompagnées de desquamation furfuracée. Affection pigmentaire qui n'a aucune importance pathologique et qui disparaît quand la
cause formatrice a disparu, à moins qu'elle ne soit
congénitale ; nous en avons actuellement un exemple sous les yeux :

Obs. XXI (personnollo). — Une jeune fille âgéé de 22 ans, est
entrée à l'hôpital Temporaire pour se faire soigner d'une fièvre
typhoïde ; aujourd'hni elle est en pleine convalescence. Elle présente sur la face et le dos des mains, des taches lenticulaires ayant
un demi-centimètre de diamètre, et une couleur jaune foncé. Ces
taches datent de son enfance, et s'exagèrent au printemps. La
peau de cette malade est blanche et fine, ses cheveux sont roux.

Il existe encore diverses affections dans lesquelles
on rencontre parfois du pigment ; telles les syphilides à la période secondaire et tertiaire, mais nous
en parlcrons en établissant le diagnostic différentiel de toutes les pigmentations partielles, réser-
vant aussi une petite place au pityriasis versicolor.

Le diagnostic de la pigmentation qui accompagne la phthisie n'offre aucune difficulté. Ces
taches pigmentaires pourraient être confondues
avec le lentigo ; mais le lentigo survient principalement chez les personnes à peau blanche, à chevelure blonde ou rousse. Ces taches sont congénitales ; elles augmentent sous l'influence des rayons

solaires; au printemps, en été, elles sont disséminées sur les parties découvertes et ne coïncident
avec aucun trouble nerveux ou nutritif.

Le masque de la grossesse est également facile à
distinguer de celui des tuberculeux, car le masque
des femmes grosses a son maximum sur le front,
à la racine des cheveux, et ne s'étend pas souvent
aux joues; il s'accompagne en outre des traces or-
dinaires de la gestation présente ou passée. Le
masque disparaît avec le retour menstruel; mais,
lorsqu'il persiste, il est symptomatique d'une lésion
utérine. Dans ce cas, il offre de grandes analogies
avec celui de la femme grosse, et il serait difficile
d'établir entre les deux une limite diagnostique.
Notons seulement que les commémoratifs pourront
mettre sur la voie, bien qu'il ne faille pas toujours
accorder une confiance aveugle aux renseigne-
ments de malades mal intentionnées.

On ne confondra pas davantage les taches pigmentaires des phthisiques avec le hâle des gens qui
travaillent exposés aux intempéries des saisons, car
les malheureux tuberculeux sont bien souvent hors
d'état de se traîner au dehors quand apparaît chez
eux le trouble pigmentaire. Le hâle porte à la fois,
comme le lentigo, sur la face et les mains; mais il
se limite nettement aux parties découvertes. Il diffère du masque de la grossesse en ce qu'il ne pig-
mente ni le mamelon ni l'abdomen.

La chromhidrose se distinguera par la couleur

de son pigment, qui est presque toujours bleu ; par son siége habituel à la paupière inférieure, et sa coïncidence avec des émotions vives et des troubles nerveux.

La syphilide pigmentaire est caractérisée par son siége limité au cou et au dos ; rarement elle est répandue sur d'autres parties du corps. Elle paraît à la période secondaire de la syphilis et souvent est accompagnée d'autres signes révélateurs. Elle offre des taches d'un gris très-marqué, teinte de café au lait, qui ont une forme un peu arrondie à bords inégaux déchiquetés. Ces taches sont placées les unes à côté des autres, et peuvent couvrir un espace assez étendu, figurant des marbrures liées les unes aux autres et circonscrivant des espaces de peau saine. Mentionnons aussi comme se rapportant à la syphilis la teinte grise de la peau qui s'observe chez des malades atteints de cachexie syphilitique, et qui dénote une altération profonde de l'économie.

Au premier abord, le pityriasis étant caractérisé par des squames minces, sèches, foliacées, siégeant sur la surface tégumentaire, semblerait devoir être exclu de la discussion ; mais il ne fait aucune saillie appréciable au-dessus des parties voisines ; parfois il s'accompagne de changement de coloration normale ; aussi avons-nous à établir un point différentiel.

On reconnaîtra facilement le pityriasis versicolor,

car il est caractérisé par des taches dont la coloration rappelle souvent la teinte du café au lait, mais qui présente quelquefois une couleur brune ou jaune verdâtre. Ces taches sont le siége d'une desquamation furfuracée, revêtent une forme irrégulière, offrent des bords sinueux et recouvrent une partie plus ou moins grande des téguments ; tantôt elles ne dépassent pas la dimension d'une pièce de 20 centimes, tantôt elles occupent la face antérieure de la poitrine presque complètement. Le tronc et le cou sont les siéges privilégiés de cette affection ; cependant, on l'observe sur les membres. En examinant au microscope les squames d'une tache de pityriasis versicolor, on constate qu'elles contiennent un champignon, le microsporon furfur et un grand nombre de tubes ou filaments droits ou contournés simples ou ramifiés dont l'ensemble constitue un réseau très-riche.

Albinisme. — Cette affection, caractérisée par l'absence du pigment, peut se produire chez tous les peuples, dans toutes les races. On la rencontre souvent chez les animaux domestiques et quelquefois chez certaines espèces sauvages.

Chez l'homme, elle est fréquente dans les zones tropicales et attaque de préférence les races fortement colorées, de sorte que la fréquence de l'albinisme serait en raison directe du mélanisme normal. L'albinos a l'œil complètement dépourvu de pigment, les cellules existent moins pressées, moins polyédriques, mais elles sont transparentes et ne contiennent aucune coloration pigmentaire. Cette absence de pigment ne lui permettant pas de fixer les objets, il en résulte une véritable chorée, des mouvements de va et vient continuels qui donnent à sa physionomie une expression toute particulière. De même, dans la peau, les cellules de la couche pigmentée existent, mais non les granulations ; cette absence résulterait d'un arrêt, insuffisance ou retard de développement. Ce serait donc, comme le dit le professeur Trélat, un vice de conformation congénitale au même titre que le bec-de-lièvre ; vice de conformation qui reconnaîtrait pour cause l'hé-rédité, la débilité des parents.

L'iris, chez les individus affectés d'albinisme parfait, a une couleur rose ou rouge-clair, particuliè-rement au niveau de la grande circonférence. Le bord pupillaire peut être lilas, violet ou bleu clair ; de ce point partent des fibres blanches sous forme de rayons, les fibrilles circulaires sont peu déve-loppées ou manquent totalement.

Chez les sujets où l'albinisme est moins marqué, l'iris est d'un gris clair ou bleuâtre. En général, les deux iris du même sujet ont une couleur sembla-ble, cependant on en trouve, dont les deux iris pré-sentent une différence de coloration, ou dont un seul des iris offre des nuances diverses. Ces variétés de coloration constituent l'hétérophthalmos.

Lorsque l'albinisme n'est que partiel, il prend le

nom de vitiligo. On le trouve par plaques plus ou
moins étendues assez régulières. La race nègre en
est de même plus souvent affectée, et dans les colo-
nies on désigne les individus qui présentent cette
coloration bizarre sous le nom de *nègres pies*. Le
vitiligo a ceci de particulier, c'est qu'il est, pour la
partie qui en est atteinte, une impossibilité absolue
de produire du pigment même sous l'influence de
causes favorables. L'action solaire, qui modifie tant
la peau normale, surtout quand elle est naturellement blanche, est incapable de produire aucun espèce de hâle sur les plaques d'albinisme partiel.
Nous empruntons à la thèse de M. Pouchet, une
observation qui est sur ce point fort concluante.

Obs. XXII. Est entré le 20 juillet 1861, à l'hôpital de Rouen, un
maçon aux yeux bleus, cheveux grisonnants, âgé de 60 ans. Sur
l'abdomen, les hanches et la partie interne des cuisses, se voient
des taches de vitiligo nombreuses, larges d'un à 5 centimètres
environ. La verge est mi-partie, absolument décolorée à son origine où se remarquent quelques poils blancs, et brune dans sa
deuxième moitié offrant la couleur foncée habituelle de la région.
Sur la partie interne des cuisses qui offre une teinte fauve, les
taches sont plus visibles, elles le sont à peine sur les hanches où
la peau est blanche et transparente. Les poignets et le dessus des
mains sont hâlés, mais on y distingue des plaques fortement irrégulières, larges d'un centimètre environ, où la peau est restée fine
blanche et transparente comme si elle avait toujours été protégée
en rayons solaires, ces taches se montrent aussi le long du bord
radial de l'index le doigt est irrégulièrement divisé en deux
régions, l'une postérieure brune et hâlée, l'autre antéro-externe
nettement limitée et décolorée.

Peut-on tirer quelques indications pratiques de l'apparition du pigment? En présence d'une pigmentation généralisée, après avoir éliminé, par un examen minutieux des antécédents du malade, les causes d'erreur dont nous avons établi le diagnostic différentiel, on jugera de la gravité de l'affection par la coloration plus ou moins foncée de la peau.

Dans la grossesse, c'est un des premiers symptômes qui frappera l'accoucheur, lorsqu'une femme, se croyant enceinte, viendra le prier de formuler un diagnostic. Après la grossesse, le masque ne disparaît-il pas? On devra s'enquérir de l'état d'integrité des organes génitaux, examiner avec soin le col et le corps utérin et toutes ses annexes. Le pigment, apparaissant au niveau d'une tumeur, donne à la maladie un caractère de gravité incontestable. Sa présence chez les tuberculeux dénote une hématose pénible et une exagération de la circulation périphérique. Si on le rencontre accompagné de tout un cortége névropathique, on doit tirer de la maladie uu pronostic moins fâcheux. Enfin, si, en été, il se présente en taches lenticulaires chez des personnes blondes à peau fine, on doit le considérer comme un symptôme sans importance.

Traitement. — Le traitement à instituer doit être approprié aux différentes affections que l'on aura à soigner; il faudra surtout s'attacher à la cause et non à l'effet. La médication locale, consistant eu pommades et cautérisations, doit être délaissée, car elle ne ferait qu'irriter en pure perte la peau ou y laisserait peut-être des cicatrices, marques indélébiles de son passage. Les mélanhémiques, les malades au teint bronzé se trouveront bien d'une médication tonique et réparatrice. Les éphélides persistants, dus à un trouble de menstruation ou à une affection utérine, disparaîtront par la guérison de ces maladies. Les troubles nerveux et hystériques auront une médication appropriée. Le traitement mercuriel sera indiqué pour les syphilides. Quant aux malheureux qu'une maladie organique mine sans chance de guérison, le devoir du médecin est de leur adoucir les derniers moments de la vie et de reculer selon ses forces le terme fatal.

CONCLUSIONS.

1° Chez l'homme, le pigment cutané est modifié par le climat ; mais l'influence du climat n'est pas capable de transformer la coloration des races.

Chez certains animaux, au contraire, il semble que la pigmentation soit modifiée par l'habitation et le milieu.

Le système nerveux a une influence incontestable sur les colorations pigmentaires des animaux.

2° La nigritie proprement dite n'est pas une maladie. La mélanhémie, la maladie d'Addison, la misère, produisent une pigmentation généralisée de la peau, avec des modifications qui permettent de la reconnaître.

3° La grossesse, les affections utérines en dehors de toute grossesse, la tuberculose pulmonaire, certaines affections nerveuses, la syphilis, sont les causes de troubles pigmentaires partiels.

A. Parent, imprimeur de la Faculté de Médecine, rue Mr-le-Prince, 3